QUARANTAINE DES MORTS

PROJET

D'ÉTABLISSEMENTS MODÈLES

Destinés à prévenir les inhumations précipitées, à garantir les mourants contre les conséquences de la mort apparente et à rechercher la vie jusque dans ses dernières manifestations

PAR M. A. CACCIA.

Description par L. Roquencourt.

PRIX — ÉDITION avec PHOTOGRAPHIE 1 F. 50 — [illegible]

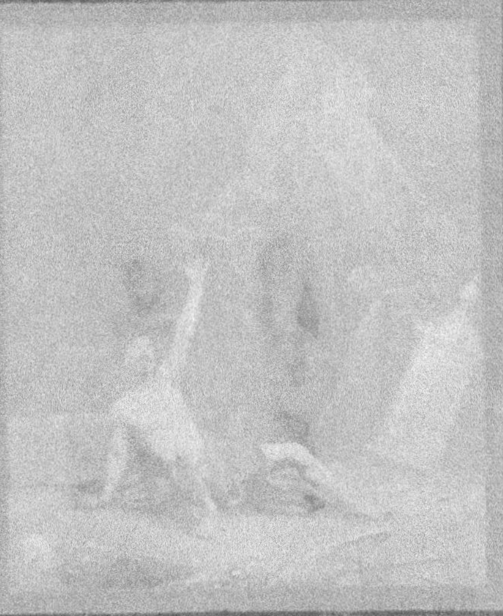

PRIX — ÉDITION sans PHOTOGRAPHIE 1 F. 00 — [illegible]

Dessin et Plan de M. B. BÉNARD (Premier Prix de Rome).

Imprimerie Roquencourt, Grand Rue, 19.

LA

QUARANTAINE

DES MORTS

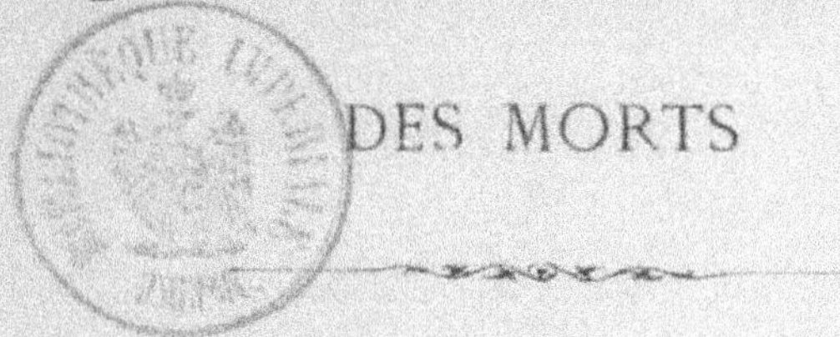

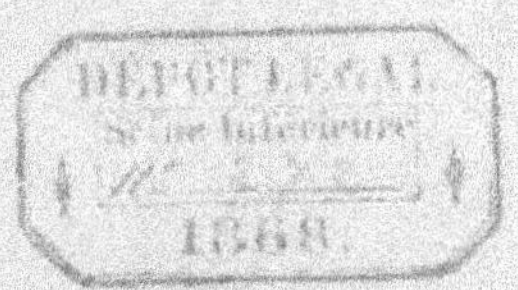

LA

QUARANTAINE DES MORTS

PROJET DE M. A. CACCIA

Considérations générales et Description

Par L. ROQUENCOURT.

DESSIN ET PLAN

DE

M. E. BÉNARD,

Élève de l'École Impériale des Beaux-Arts

(1er Prix de Rome).

HAVRE

Imprimerie Roquencourt, Grand'Rue, 10.

1868.

AVERTISSEMENT

Au moment de livrer cet opuscule à l'impression, l'auteur doit déclarer qu'étant étranger à la science médicale, il ne saurait avoir la prétention d'apporter sur le grave sujet de la mort apparente et de ses effroyables conséquences, aucun renseignement personnel qui puisse éclairer cette lugubre question. Il lui importait, pour mettre mieux en relief l'utilité du projet dont il est question dans ce travail, d'en accompagner la description de considérations, de faits et d'observations s'y rattachant. Il a dû, pour cela, s'inspirer de remarquables ouvrages signés par des praticiens distingués et c'est un devoir pour lui d'indiquer les sources auxquelles il a puisé (1).

La partie scientifique est donc seulement œuvre de compilation, et l'auteur ne s'attribue que les idées générales et la partie descriptive du projet.

(1) *De la mort et de ses caractères*, par le docteur Josat. — *Du signe certain de la mort*, par Michel Hyacinthe Deschamps, docteur en médecine. — *Etudes sur la mort, son mécanisme*, Thèse par le docteur A. Ferrand. — *Traité des signes de la mort*, par le docteur E. Bouchut. — *Des moyens pratiques de constater la mort*, par le docteur Bonnejoy. — *Moyens de prévenir les inhumations précipitées*, par M. Bénard, pharmacien à Graville.

QUARANTAINE
DES MORTS

> En France, pour peu que vous dormiez trop longtems, on vous met en terre.
> (De Langes).

I.

Le titre adopté pour cet opuscule et pour l'Etablissement dont la descripition suivra, ne saurait avoir de prétention à l'originalité. Il peut attirer l'attention, mais ne cherche pas à la surprendre.

Celui qui écrit ces lignes l'emploie, parce qu'aucune expression de la langue française ne traduit d'une façon plus complète, plus spécifique, le but que se propose l'auteur du projet.

Le mot Quarantaine, sans valeur numérique absolue et qui s'applique à l'espace de temps plus ou moins long que passe dans les lazarets l'équipage d'un navire revenant d'un pays suspecté de maladie épidémique, indique que le séjour dans l'Etablissement dont il s'agit, des personnes déclarées mortes, est une question de précaution suprême, de devoir affectueux, limitée par la production du seul signe infaillible de la mort — la décomposition cadavérique.

Dans quelques parties de l'Allemagne, on a désigné sous le nom de *Chambre des Morts* les lieux où sont provisoirement déposés les corps. Nous aurons l'occasion de démontrer dans ce petit ouvrage que ces Etablissements, absolument incomplets, ne répondent en aucune façon aux aspirations pieuses et morales qui se manifestent depuis quelque temps avec une saisissante persistance; mais faisons remarquer dès ce moment, que le titre précité éveille fâcheusement des idées toujours répugnantes d'hôpital et d'amphithéâtre, et que sa brutale énonciation écarte les plus fugitives espérances.

Il serait puéril de semer à plaisir de décevantes illusions autour de ce fait formidable de la mort, que l'apôtre saint Paul a si énergiquement défini « le roi des épouvantements » car nos habitudes et nos mœurs protesteraient contre une semblable intention; mais lorsque des exemples de chaque jour démontrent la possibilité d'effroyables erreurs, il n'y a rien qui puisse froisser les idées reçues, dans le choix d'un titre qui laisse un vague doute, une suprême lueur d'espoir aux familles.

Nous ne sommes pas autorisé devant la gravité d'un tel sujet, à viser à la subtilité ; cependant exposons ainsi notre pensée :

La tombe étant la *dernière* demeure de l'homme ; lorsqu'elle s'est refermée, c'est sa disparition sans appel. L'Etablissement de la QUARANTAINE sera seulement son *avant-dernière* demeure. Il n'y a qu'une nuance bien faible entre ces deux termes, cependant elle existe et elle justifie les plus sérieuses réflexions.

II.

Si l'idée seule de la mort, vers laquelle nous marchons tous fatalement, est de nature à impressionner bien des esprits, de combien d'épouvantes et de terreurs s'accompagne la possibilité d'être enterré vivant ! et qui oserait songer sans horreur aux terribles angoisses du malheureux qui se réveille de la léthargie, enveloppé dans le suaire funèbre et couché dans le cercueil qui étouffe impitoyablement ses cris et ses sanglots !

Cette effroyable perspective a non seulement été l'objet des considérations d'une foule d'écrivains, mais elle devait appeler l'attention des législateurs, et une communication était faite au Sénat, dans le courant de l'année 1866, pour demander l'étude des moyens propres à éviter les inhumations précipitées.

Cependant, les discussions qui ont eu lieu devant les grands Corps constitués, relativement à cette question si grave, n'ont pas suffi à éclairer le public sur le mode rationnel et absolu qui pourra désormais enlever à l'agonisant et aux siens la cruelle pensée d'une mort seulement apparente et des atroces conséquences qui en résultent.

Une loi d'application générale, si bien étudiée qu'elle soit, ne peut être qu'un palliatif très-insuffisant, en présence de l'extrême variabilité des cas de mort, et la visite d'un médecin spécial, depuis longtemps exigée à Paris, et qui commence seulement à être pratiquée en province, est un contrôle trop rapide, trop incertain, pour qu'on puisse admettre qu'aucun des cas de léthargie, plus fréquents peut-être qu'on ne le suppose, n'échappe à cette inspection réglementaire.

D'ailleurs, les conditions légales sont entachées ici d'une imprévoyance forcée, se rattachant aux particularités capricieuses et encore inexpliquées qui accompagnent la mort, ou plutôt la constatation de la mort.

Ainsi, le temps exigé par la loi, avant qu'il soit procédé à l'inhumation d'un cadavre dont la décomposition est presque immédiate, peut devenir un danger pour l'hygiène publique, tandis que ce même laps est manifestement insuffisant, lorsqu'il s'agit de confier à la terre le corps d'une personne déclarée morte, mais qui ne présente encore aucune trace de décomposition.

Nous trouverons trop d'occasions, dans le cours de cette étude, de justifier ce qui précède et nous n'aurons que le triste embarras du choix dans nos preuves, mais puisque les faits remontant à une date éloignée, ont été contestés, puisque de sceptiques savants ont nié les exemples historiques d'erreurs, citons immédiatement un cas très récent, qui remonte à quelques mois à peine, et qui s'est passé à Rauzan.

Voici en quels termes le journal la *Gironde*, de Bordeaux, le rapporte :

« Dans la matinée du dimanche 9 février dernier, fut déclaré, à la mairie, le décès d'une femme âgée d'environ quarante-neuf ans, qui, à la suite d'une maladie nerveuse, ne donnait plus aucun signe de vie depuis cinq heures du matin.

» A l'heure qu'il est, écrit-on, le 13, le corps n'a pas encore atteint la rigidité cadavérique; les articulations jouent très facilement; sans le moindre effort, on lui fait faire le signe de la croix; les joues ont conservé leur souplesse; les lèvres sont pâles, mais non livides; à la région gastrique règne encore une certaine chaleur.

» On attend avec anxiété le résultat de ce phénomène qu'on croit être l'effet d'un sommeil léthargique.

» Que les personnes chargées de mettre les morts au suaire trouvent dans ce fait une grave leçon. »

III.

Après des essais de toutes sortes, des expériences réitérées, dont l'incertitude a été formellement démontrée, il demeure acquis que le seul moyen absolu de reconnaître la mort est d'attendre les premiers symptômes de décomposition.

Devant cet irrévocable arrêt de la science, tous les devoirs sont-ils remplis, toutes les suprêmes espérances du cœur sont-elles absolument satisfaites, lorsqu'après avoir confié à des veilleurs indifférents le corps d'un parent aimé et leur avoir abandonné *une existence possible*, puisque le symptôme infaillible de la mort ne s'est pas encore produit, on laisse le char funèbre emporter cet être chéri qui, dans quelques heures peut-être, se réveillera pour souffrir mille morts, dans son heure de misérable résurrection.

Vous avez passé nuits et jours au chevet d'un malade, vous avez épuisé pour le sauver tout ce que l'affection ou l'amour inspirent de courage et de dévouement, devant la plus fugitive présomption d'amélioration, vous vous êtes repris à espérer, et sur un diagnostic faillible, de par une déclaration de décès qui n'est pas rigoureusement exempte d'erreurs, cette vaillante sollicitude qui ne s'est pas démentie un instant cesse tout à coup. A la vigilance du cœur, succède la surveillance mercenaire et inhabile et c'est sous l'œil inattentif d'une gardienne de profession, que le père, l'épouse, le mari, l'enfant, l'ami si tendrement soignés, vont attendre les heures qui séparent la constatation incertaine du décès, de celle du cercueil et de la tombe.

Disons-le hautement, cet état de choses qui n'a pour lui que l'habitude, qu'on ne saurait invoquer en sa faveur, car le temps est appelé à faire justice des erreurs et non à les consacrer, cet état de choses ne doit pas se perpétuer. Nous allons exposer sous la garantie d'éminents praticiens, des exemples trop significatifs de la fréquence des erreurs dans la constatation des décès, mais n'y en eût-il qu'un seul à citer en dix ans, que nous armant des considérations qui se dressent palpitantes devant cette question, nous serions suffisamment autorisé à dire avec l'opinion publique, qu'il y quelque chose à faire et à développer alors notre proposition.

IV.

Le docteur Deschamps, lauréat de la faculté de Paris (Prix Monthyon), qui a publié un très-intéressant ouvrage intitulé : DU SIGNE CERTAIN DE LA MORT, entre en matière, dans son introduction, par cette phrase significative : « Distinguer la mort de la vie, rien en ap-

» parence ne semble plus facile à faire que cette dis-
» tinction ; rien, en réalité, n'est plus difficile. »

« Chaque année, ajoute cet auteur, la mort appa-
» rente apporte son tribut à la science : c'est un fait,
» c'est une vérité reconnue par toutes les personnes de
» bonne foi ; or, l'incrédulité n'ayant d'autres limites
» que les faits positifs, je renvoie les incrédules aux ou-
» vrages de la nature. Guidés par l'observation et sans
» avoir l'esprit prévenu, *ils ne tarderont pas à tomber*
» *sur quelque mort douteuse* qui les fera eux-mêmes
» trembler sur le danger des enterrements précipités. »

Si cette dernière observation d'un homme qui a consciencieusement étudié le sujet, doit être acceptée comme vraie, comme sérieuse, combien n'autorise-t-elle pas de réflexions anxieuses ? — Comment, il aura suffi d'un peu d'attention à un praticien pour se trouver en face de *quelque mort douteuse*, et l'on continue sans autre scrupule, à procéder aux inhumations, après le terme de vingt-quatre heures entièrement insuffisant lorsqu'il faut distinguer la mort réelle de la mort apparente ?

Notre grand naturaliste Buffon, qui a touché à cette grave question, a dit : « Entre la mort et la vie, il n'y a souvent qu'une nuance si faible, qu'on ne peut l'apercevoir même avec toutes les lumières de l'art de la médecine, de l'observation la plus attentive. »

Depuis le jour où cette poignante négation de la science a été formulée par l'illustre savant, l'art médical qui a réalisé de si incontestables progrès, a-t-il conquis le droit de s'inscrire en faux contre elle ? Nous n'hésitons pas à l'écrire : NON. Le redoutable problème du moment précis de la cessation de la vie n'a pas trouvé de solution satisfaisante et il reste à l'esprit avec toutes ses angoisses, avec toutes ses épouvantes. Le principe vital n'a pas dit son secret aux plus patients observateurs, aux anatomistes les plus minutieux. L'on sait qu'il peut persister longtemps à l'état latent, mais nul ne dira infailliblement à quel instant il abandonne définitivement le corps.

IV.

Ce n'est pas, cependant, que la gravité du sujet n'ait excité de persévérants efforts, des études soutenues, et nous n'aurions qu'à indiquer la nomenclature des travaux inspirés à une foule d'hommes éminents, pour démontrer combien le redoutable problème a été sondé, combien il a été creusé.

Nous avons consciencieusement compulsé tous ces travaux et après les avoir lus avec l'attention qu'ils comportent, nous restons, comme leurs auteurs, en face du doute poignant. Des présomptions et rien de plus, voilà où en est restée la science, comme aux époques les plus reculées de l'histoire.

Démocrite, cité par Celse, reconnaissait, il y a déjà plus de vingt siècles, l'incertitude des indices de la mort. Dans une antiquité plus reculée encore, on attribuait à Hermès, à Serapis, à Esculape, le rappel à la vie de beaucoup de gens frappés de mort et hier encore, nous lisions dans un recueil médical, les significatives lignes suivantes :

« Un riche particulier vient de mourir en laissant » le capital de deux prix à décerner à la personne qui » trouverait un moyen infaillible, simple, praticable » pour tout le monde, de constater la mort réelle. »

Quels praticiens plus expérimentés, plus sagaces que leurs prédécesseurs, viendront réclamer ces prix? Lequel apportera le mot de cette douloureuse énigme : Ici la mort, ici la léthargie.

Il n'entre pas dans notre sujet d'exposer avec développements, les moyens adoptés dès les temps les plus éloignés, contre le danger des inhumations prématurées et les pratiques mises en usage pour empêcher la mort certaine d'être confondue avec la mort véritable.

Aucun, d'ailleurs, ne satisfait la légitime sollicitude des familles, aucun ne saurait apporter la sécurité à l'agonisant. Bornons-nous donc à dire que les Égyptiens qui ont porté plus loin que tous les autres peuples, le respect pour la vie humaine, ont tout simplement perfectionné les procédés de conservation. Mais interrogez leurs traditions, demandez à ces procédés un renseignement sérieux sur les caractères manifestes de la cessation de la vie, et vous le chercherez vainement. Conserver aux corps l'apparence de l'existence, n'est pas établir la distinction entre la mort réelle et la mort apparente, et l'embaumement le plus merveilleux n'est qu'une sorte d'artifice funéraire, de prestidigitation sépulcrale qui n'apporte aucune lumière sur les terribles méprises citées dans les ouvrages si consciencieux de Forestus, de Bruhier, de Winslow, de Julia Fontenelle et de tant d'autres écrivains.

V.

Sans doute, les peuples anciens plus soucieux que nous de leurs morts, les exposaient moins souvent à ces méprises, par une vigilance prolongée, par les ablutions et les onctions, par la *conclamation* qui consistait à appeler à haute voix, la personne décédée, avant de lui fermer les yeux. Nous reconnaissons également que la *collocation* des Romains, exposition qui durait huit jours, pendant lesquels le défunt restait le visage découvert, à l'entrée de la maison, sous la garde d'un homme et d'un petit garçon chargé d'éloigner les mouches, était une garantie contre des erreurs devenues depuis si fréquentes, mais les supprimait-elles radicalement ? On peut en douter, puisque l'histoire nous a conservé quelques exemples de retour à la vie, malgré ces précautions.

Nous ne nous arrêterons pas davantage aux erreurs qualifiées de meurtre dans le langage du temps, attribuées à Vesale, à Philippe Peu et au médecin inconnu qui fut appelé à faire l'autopsie du corps de l'abbé Prévost, l'auteur de *Manon Lescaut*, car les traditions qui accusent ces chirurgiens d'avoir maladroitement tué sous leur scalpel, des gens encore vivants, manquent absolument d'authenticité. Nous reléguerons également dans le domaine du roman, l'histoire de noyés reprenant leurs sens après huit jours de submersion, d'un apoplectique revenu à la vie dans son cercueil, après vingt-quatre heures d'inhumation, de femmes dans l'état hystérique, ressuscitées après dix jours de mort apparente et du fakir indien revenu pour ainsi dire de l'autre monde, après dix mois d'inhumation. Notre but n'est pas de surexciter l'émotion ou la terreur du lecteur, par la reproduction de contes inventés à plaisir et colportés par la crédulité publique, et en nous tenant rigoureusement dans les données scientifiques, nous allons avoir suffisamment d'éléments pour établir la nécessité d'une création qui s'approprie en les développant et en les perfectionnant, toutes les mesures de précaution, de vigilance et de sollicitude appliquées dans le passé et si négligées dans le présent.

VI.

C'est à Bichat, l'illustre auteur des *Recherches sur la Vie et la Mort*, que nous donnons la première place dans cette série de formules rassemblées ici, pour démontrer avec l'autorité des hommes de savoir et d'expérience, l'incertitude, palpable pour ainsi dire, qui règne sur les diagnostics mortuaires.

« L'individu, — dit Bichat, — vit encore quelquefois » plusieurs jours au dedans, tandis qu'il cesse tout- » à-coup d'exister au dehors. L'interruption des phé- » nomènes externes de la vie étant un signe presque » constamment infidèle de la réalité de la mort, on ne » peut se prononcer sur l'existence de celle-ci, qu'après » la cessation des phénomènes de la vie »

N'eussions-nous à retenir que cette opinion si nettement formulée par le célèbre physiologiste, qu'elle nous donnerait le droit d'en tirer cette conclusion : le doute, en matière de constatation de décès, sans être la règle, est du moins une exception de nature à justifier l'appel contre la déclaration du médecin des morts, le recours en grâce contre le bulletin de l'état-civil.

Mais, nous venons de le dire, les considérations aboutissant à la même et cruelle négation, surabondent dans les ouvrages scientifiques.

« La mort apparente, écrit le docteur Deschamps, » n'est évidemment que le principe vital à l'état latent. » Considéré à tort comme une exception, cet état par- » ticulier des êtres animés qui, par ses terribles consé- » quences, fait tressaillir le cœur des plus forts, à l'idée » d'être enterrés vivants, est cependant un état naturel » *très fréquent*, variable selon les circonstances, variable » suivant le genre de mort.

» Il y a toujours, ajoute le savant praticien, un pas- » sage, une transition insensible qui n'est pas la vie, qui » n'est pas la mort, qui est un état mixte pendant lequel » les forces de la vie nous paraissent sans activité, sans » influence sur l'organisation. Que faut-il au principe » vital pour reprendre son essor, son activité, pour se » dégager des liens qui le retiennent captif? Un peu » d'eau, un peu de lumière, de la chaleur. »

Bruhier et Winslow, dont les travaux anatomiques et les recherches sur le principe de la vie, sont restés en grande estime auprès des hommes d'étude, sont d'accord sur ce point; que le froid du corps, la pâleur du visage, le silence des sens, la perte des mouvements volontaires, l'arrêt de la circulation et de la respiration et même la rigidité du corps, signes certains de mort pour le vulgaire, ne sont que des formes trompeuses et des signes aussi équivoques de la mort réelle que le coloris du visage, la chaleur du corps et la mollesse des parties flexibles sont des signes incertains de la vie.

Bruhier, qui s'est particulièrement occupé à recueillir les accidents causés par la mort apparente, rapporte à lui seul 181 observations dont il fait ainsi le détail, 56 individus enterrés vivants, ou bien ouverts avant la mort; 53 revenus spontanément à la vie quand ils étaient déjà ensevelis ou renfermés dans le cercueil, ou, enfin, qui se cassèrent la tête contre le plancher de leur étroite prison ; 72 réputés morts sans l'être réellement et qui sont sortis de leur sommeil léthargique.

Le docteur Louis, Bruhier et Orfila, qui ne reconnaissent pas d'autres signes certains de la mort, que la putréfaction, ne veulent même pas l'admettre comme absolu à son début.

« Si l'on se contente d'un commencement de putréfaction, dit le premier, les taches livides de la peau et la mauvaise odeur du sujet détermineront le jugement. Mais les taches livides ne sont pas des marques certaines de pourriture. »

Bruhier exige que la putréfaction soit constante, absolue, quelque soit le temps qui doit s'écouler et M. Orfila a exprimé la même opinion dans ces termes formels. « Si la putréfaction est assez avancée, pour qu'il ne reste aucun doute sur son existence, la mort est certaine, mais un commencement de putréfaction ne suffit pas. »

Marc, entrant dans les mêmes idées, a dit « la putréfaction ne doit être considérée comme un signe indubitable du décès que lorsqu'elle commence à se répandre sur une certaine étendue du corps et particulièrement sur les téguments abdominaux. »

VII.

Si nous entrons maintenant dans un rapide examen des signes présentés par divers auteurs, comme offrant une suffisante garantie contre les horreurs de la tombe anticipée, nous nous trouvons en face de négations et de contradictions qui ne peuvent inspirer aucune confiance sur la valeur de ces signes, ni laisser aucune sécurité sur leur emploi.

Le docteur Josat, lauréat de l'Institut, qui a publié en 1854, un ouvrage entrepris et exécuté sous les auspices du Gouvernement, a fait justice de ces présomptions dangereuses, affirmées comme certitudes par quelques praticiens.

« Si l'on parvenait, a dit M. Josat, à découvrir par la » présence d'un seul signe, l'intervalle où la mort se » substitue certainement et manifestement à la vie, on » aurait résolu le problème qui semble avoir préoccupé » les philosophes de tous les temps et de tous les pays.

» La science moderne, ajoute-t-il, s'est crue plus d'une » fois en possession d'un signe infaillible de la présence » de la mort, et il entre dans notre plan d'apprécier tous » ceux qui ont été tour à tour présentés comme tels par » leurs auteurs. »

Cette appréciation est faite par le docteur Josat, sous le double rapport des signes de la mort qui se rapportent à la vie organique et de ceux qui se rapportent à la vie animale, avec un soin et une conscience allant jusqu'à la minutie, car aucun symptôme préconisé aucune pratique, même empirique, ne sont négligés dans cet examen.

Le titre seul des signes décrits, analysés et commentés par l'auteur *De la mort et de ses caractères*, donnera à ceux qui nous lisent, une idée des recherches faites par le docteur Josat, et de l'autorité qu'elles méritent à ses opinions.

Immobilité absolue du corps, — la face hippocratique, — le refroidissement général, — rigidité cadavérique, — l'opacité des doigts, — la lividité des parties en déclivité ; — bleuissement des doigts, — odeur *sui generis*, — dessiccation de la cavité buccale, — relâchement des sphincters, — l'expérience de M. Van-Heugel (1), — le libre passage de l'air soufflé dans la bouche, — les excitants sur la muqueuse intestinale, — absence des bruits du cœur à l'auscultation, — expérience du miroir, — l'expérience du verre plein sur la région de l'estomac, — l'expérience des corps légers tenus librement devant la bouche et le nez, — l'expérience de la bougie allumée, — la brûlure à différents degrés, — les piqûres, les incisions, les vésicatoires, etc. — Le galvanisme ou excitation électrique, — la lourdeur et l'allongement du corps, — la disposition à rester sur le dos et sur le ventre et à y revenir si on le déplace, — l'abaissement violent de la mâchoire, — la flexion du pouce, — l'affaissement des yeux, la toile glaireuse, — la déformation de la pupille sous l'influence

---

(1) M. Van Heugel est l'inventeur d'un appareil qui a pour but de constater si il existe encore de la chaleur à une certaine profondeur du tube intestinal, chez la personne dont la mort est en question.

de la double pression, — l'immobilité de la pupille et sa dilatation, — l'expérience de M. Legrand, — les excitants de l'ouïe, — les excitants de l'odorat.

Nous avons voulu reproduire cette nomenclature étendue pour montrer, comme nous l'avons dit plus haut, que l'étude du docteur Josat est complète. Le titre du chapitre qui suit, dans l'ouvrage que nous citons, en est le *conclusum* désespérant. Nous le donnons sans commentaire : INSUFFISANCE DES SIGNES RÉUNIS.

VIII.

Si notre but était de surexciter les frayeurs légitimes occasionnées par la tombe anticipée, les récits dramatiques se multiplieraient sous notre plume. Nous nous sommes tenu en garde contre les erreurs historiques, nous nous renfermerons encore dans un très petit nombre d'exemples relatifs à la faillibilité du diagnostic et à la persistance de la vie chez certains sujets.

Il y a dix ans environ une jeune fille d'une vingtaine d'années, habitant la rue St-Benoît, à Paris, s'asphixie par le charbon. — Un médecin qui demeurait dans la même maison, est appelé, mais déjà la malheureuse était glacée et rigide. Après un examen attentif, l'homme de l'art constate la mort. La déclaration est faite à l'état-civil, et, quelques heures après, le médecin des morts du quartier vient accomplir la visite réglementaire. Comme son confrère, il se trouve en face d'un cadavre. Cependant, le docteur F. . . qui se livrait à des études extrêmement approfondies sur la mort apparente dans les cas d'asphyxie, voit là une occasion d'expériences du plus haut intérêt, et, au lieu de signer le bulletin de décès, il commence sur le corps une série d'épreuves, avec l'ardente conviction de l'homme qui veut avoir le mot d'une redoutable énigme. Tout ce qui est recommandé dans l'état actuel de la science, est pratiqué par lui avec la plus infatigable persévérance, et, pendant quatre heures entières, il reste penché sur ce cadavre, cherchant un reste de vie, un souffle, une étincelle. — Tous les moyens demeurent inutiles. — La mort a signifié son arrêt, et le courageux médecin n'a plus qu'à rédiger le certificat officiel et à se retirer. — Déja la pièce est signée et le docteur a quitté la maison, lorsqu'il se souvient qu'une tentative a été omise par lui, la cautérisation pratiquée de bas en haut. Il n'hésite pas, il remonte dans la chambre mortuaire, fait développer le corps du linceul et le soumet à ce moyen. Un imperceptible mouvement se produit et le médecin perçoit sous la chair qui crépite, un symptôme d'existence (1).

Certes, nous ne voulons rabaisser ni le mérite ni le dévouement du praticien arrachant à la mort une proie déjà conquise, car la jeune fille fut sauvée; mais n'avons-nous pas le droit de demander si l'amour-propre scientifique n'a pas une large part dans cette résurrection et, si elle eût été opérée, ce mobile n'étant pas en jeu ?

---

(1) Le Docteur F. . . de la bouche duquel nous tenons ces détails, nous disait que de sa vie, il n'avait éprouvé une aussi vive sensation. Son rapport sur ce cas, et ses études sur la mort apparente lui ont valu le prix Monthyon.

Où donc, demanderons-nous encore, les morts les plus chéris, trouvent-ils contre l'incertitude du diagnostic, des efforts aussi énergiques, aussi soutenus.

Le fait que nous allons citer maintenant, est au point de vue de la persistance de la vie, l'un des plus significatifs que nous connaissions.

En 1769, par une journée glaciale de décembre, un cavalier du régiment du Roi, après avoir reçu un coup d'épée dans la poitrine et perdu beaucoup de sang, demeura depuis le mardi jusqu'au dimanche en état de mort, étendu sur un escalier, au milieu des décombres d'un quartier démoli. Heureusement que le hasard ne conduisit personne auprès de lui dans le courant de ces cinq jours; car l'état de cet homme, percé d'un coup d'épée, sans mouvement et privé de sentiment, n'aurait pas laissé le moindre doute sur la certitude de sa mort et il aurait été enterré comme tel. Il avait été précipité dans un état de mort par la perte de son sang, de ses forces et par le froid qui était si vif, que ce malheureux cavalier eut les deux jambes gelées. Le poumon droit avait été percé et le ventricule droit du cœur ouvert; les plaies s'étaient cicatrisées pendant les cinq jours que les viscères avaient cessé leurs fonctions. Il vécut encore dix jours à l'hôpital, et s'en serait tiré, si l'on eût procédé méthodiquement au traitement de la gangrène.

IX.

Ces deux exemples, nous dira-t-on, appartiennent aux cas de morts violentes et ils ne sauraient s'appliquer aux diagnostics portant sur les morts par épuisement, à la suite de longues maladies.

Nous les avons cités comme exemples frappants de la résistance de la vie chez certains sujets, mais nous dirons avec la plupart des médecins qui ont traité la matière, que c'est précisément dans les décès sans secousse, que la mort apparente se produit le plus souvent et que les erreurs peuvent donc être le plus fréquentes.

Thiéry qui a désigné les extrêmes confins de la vie : *la mort intermédiaire*, a énergiquement protesté contre le peu de cas qu'on fait de cet état, bien qu'il soit sans ressources. Nous le laissons parler.

« S'il en est ainsi, diront peut-être quelques-uns, si d'après vos propres aveux, l'état intermédiaire conduit à la mort un peu plus tôt, un peu plus tard, pourquoi s'en embarrasser ? — Nous aimons à croire qu'une aussi grande insensibilité pour les hommes est fort rare. » — Nous ne voulons pas nous montrer plus sévère que le bon docteur, à l'endroit des sentiments humains et nous n'admettons pas que de gaîté de cœur, personne songera à abréger les soins à donner au mourant, mais comment qualifier alors l'imprévoyance qui fait que devant la mort apparente, ces soins cessent. La taxer d'inhumaine, n'est-ce pas la traiter trop indulgemment. « Il faut répondre néanmoins, ajoute Thiéry et nous représentons : 1° que dans la mort apparente, le retour à la vie est assez fréquent ; que pourtant ces deux états (la mort apparente et la mort intermédiaire) se ressemblent beaucoup dans les commencements ; 2° que la durée de l'état intermédiaire est très souvent peu connue et quelquefois fort longue ; 3° que la vie, à quelque degré qu'elle soit, étant un dépôt sacré que nous tenons de la Divinité, on ne doit pas plus y toucher, on ne doit pas plus l'abréger de quelques heures, que de plusieurs semaines, de plusieurs mois ou de plusieurs années. Gardons-nous donc de traiter comme de vrais cadavres, des sujets morts depuis peu. La plupart ne finissent entièrement que plus ou moins de temps après les phénomènes de la mort. »

L'excellent praticien auquel nous empruntons ces considérations, va nous fournir d'autres arguments non moins sérieux en faveur du projet dont nous nous occuperons tout à l'heure.

« Un code défenseur des morts n'est pourtant pas si difficile à faire, s'écrie cet ami de l'humanité ; il faut conserver à la vie toute sa durée. » Tout le monde en convient, mais ses limites ne sont pas toujours, à beaucoup près, déterminées clairement.

Elle s'étend souvent au-delà de ce qu'il paraît ; seulement, on s'occupe peu de maintenir ce qu'on croit absolument perdu. Opposons dès lors à l'ignorance et aux préjugés le précepte d'une charité éclairée : *Nous traiterons tous les morts récents comme notre prochain ; ils peuvent vivre encore*, nous attendrons pour leur dire adieu, que l'auteur de la nature les ait véritablement séparés de la société. De tout temps, l'équité et la tendresse ont dicté les soins pour les mourants ; ces lotions, ces liniments, ces parfums que nous lisons avoir été employés chez les Romains, jusque sur le corps des esclaves, cette conclamation universellement adoptée, le bruit, le son des instruments, les pleurs des femmes gagées à cet effet, en un mot, tout cet appareil de longues funérailles, le visage restant découvert jusqu'au bout, servaient admirablement à manifester les moindres signes d'une vie qui n'est pas encore tout-à-fait éteinte. »

X.

Au milieu des matériaux nombreux que nous avons fouillés pour y trouver nos raisons et nos preuves à l'appui d'une création devant garantir efficacement l'homme de l'affreuse perspective de l'inhumation précipitée, nous avons été frappé de l'unanimité des plaintes exprimées contre un état de choses dont la persistance ne peut s'expliquer, en présence de faits saisissants d'horreur.

Le docteur Josat, à la haute autorité duquel nous avons plusieurs fois recouru dans le cours de cet opuscule, a consacré un de ses plus éloquents chapitres au *délaissement des malades en état de mort*, et il a signalé un grand nombre d'exemples qui démontrent d'une façon irrécusable qu'en présence des résistances extraordinaires de la vie, les soins continués, même après la mort apparente, sont justifiés par les plus vulgaires considérations de prudence, de devoir et d'humanité.

Nous ne connaissons rien de plus vrai que le tableau qu'il trace des suites de la déclaration d'un décès dans une famille.

« A peine, dit-il, l'agonie a-t-elle fait place à la mort intermédiaire, qu'à l'instant même une sorte d'effroi s'empare des assistants ; dans leur trouble, ils oublient que ce qu'ils prennent pour la mort n'est pas encore elle et que leur éloignement serait de l'inhumanité, s'il n'était pour ainsi dire involontaire. Il peut être, en effet, suivi des conséquences les plus fâcheuses pour le malheureux mourant. Les partisans des usages anciens ne pourront se défendre de convenir que nous livrons nos semblables à la mort sur des apparences bien légères. Dès que les marques extérieures de la vie ne subsistent plus, que la pâleur, la flaccidité, l'insensibilité absolue s'y joignent, nous réputons mortes les personnes qui nous étaient les plus chères un instant auparavant, nous les éloignons de nous comme des objets d'horreur et de contagion. Bientôt nous serrons leurs membres dans des liens, nous les enfermons dans une boite funéraire ; puis nous les faisons porter dans un séjour inaccessible, où ils sont livrés à une destruction absolue et retranchés pour toujours du nombre des vivants. Ne croirait-on pas en considérant nos usages à l'égard des morts, que nous craignons leur retour à la vie? Nous prenons les précautions les plus propres à anéantir le peu qui pourrait leur en rester, et à nous dérober la connaissance des efforts de la nature, comme pour nous dispenser des soins qui pourraient l'aider à triompher.

Est-ce donc une nation philosophe, éclairée et sensible, qui se met dans le cas de recevoir de pareils reproches? »

Le docteur Josat donne ensuite une formule de médication pour l'état intermédiaire et il l'accompagne de ces réflexions « Vous qui me lisez, dites si la perspective d'un sort inévitable ne s'adoucit pas à la seule pensée que votre dépouille mortelle sera encore l'objet des soins et des attentions de vos semblables avant d'être livrée pour jamais au sépulcre ?

» L'histoire de tous les temps, dit Thomassin, qui a parlé des difficultés du diagnostic de la mort, avec beaucoup de talent, nous offre d'effrayants exemples du tribut que notre insouciance à l'égard des morts, a payé à l'usage barbare de les ensevelir et des inhumer trop promptement.

» C'est contre cette insouciance odieuse, c'est contre cet usage cruel, que je m'élève de toute ma force. Je ne les combattrai point par des sarcasmes, en invectivant contre ceux qui connaissent le mal sans avoir le courage d'y remédier; mais j'exciterai leur sensibilité, je les effraierai en leur montrant les meurtres fréquents dont ils se rendent coupables, et je trouverai dans leur cœur l'arme la plus puissante. Que n'ai-je la logique et la force du style de Rousseau pour convaincre et l'univers entier pour m'entendre.

» Qu'on se figure donc être au moment où, rappelé à la vie par une dernière ressource de la nature, on lutte contre les planches d'un cercueil. Quelle horreur!... surtout si en ce moment, l'homme a assez de connaissance pour sentir son état.

» Je n'ai pu lire sans une sorte de frémissement, l'exposé que M. Hecquet, chirurgien-major de l'hôpital militaire de Dunkerque, fait de l'état d'un cadavre.

» Comme je faisais ouvrir les cercueils les uns après les autres, dit-il, il s'est rencontré un cadavre entier, couché sur le côté droit, la tête et les genoux fléchis, poussant la planche latérale droite et ayant le bras gauche, les fesses et les talons contre la planche latérale gauche. On m'a dit que ce cadavre était enterré depuis environ huit ans. Sa position, la seule que j'aie rencontré de cette espèce, laisse croire que ce corps a été mis dans le cercueil dans un état léthargique; que revenant de cet accès, il se sera débattu et que mort au milieu de ses efforts, il aura conservé l'attitude dans laquelle il a été trouvé. »

XI.

Toute étude sur ce grave sujet, faite avec quelque soin, se traduit par la navrante constatation, non-seulement de l'incertitude des moyens de reconnaître la mort, mais des coutumes pernicieuses qui viennent aggraver cette incertitude et parmi lesquelles se range la fermeture des cercueils.

L'ensevelissement rapide et la clôture du cercueil sont les conséquences des idées fausses qui nous font du spectacle de la mort, un épouvantail.

« Rien de plus extravagant, s'écrie Thiéry, rien de plus opposé aux véritables principes, rien de plus cruel que ces cercueils fermés. On peut ainsi faire enterrer une bûche au lieu d'un corps; arracher des coupables au bras vengeur de la justice, en les supposant morts. N'est-il pas à craindre que de pauvres malades, n'ayant pas la force de se défendre, soient, sinon assassinés, du moins précipités à la mort par d'indignes traitements ?

Commentant ces énergiques réclamations, M. Josat ajoute : Dans la foule des mourants, ceux qui, à la fin de l'agonie, entrent dans l'état intermédiaire, forment le très grand nombre ; il ne s'agirait que de les laisser achever leur mort en paix ; mais comme il faut plus ou moins de temps à la mort pour achever son ouvrage, nous ne craignons pas d'assurer que, par l'effet de déplorables coutumes, la mort est très souvent violente, et il n'y aucun doute que *le cercueil fermé, à lui seul ne détruise un très grand nombre de vies.* »

» Mais enfin, quel est le terme où peuvent s'éteindre la vie et le sentiment dans une créature humaine réputée morte et sequestrée du commerce des vivants ? On ne peut le définir avec précision. — Contentons-nous de quelques aperçus :

» Il se trouve ici deux cas : dans l'un la vie et les sensations n'ont point réellement cessé ; mais elles ont continué, depuis l'apparition des signes de la mort, pendant le temps des funérailles, lors de l'enterrement et après ; dans l'autre, la vie et le sentiment qui l'accompagne ont été suspendus et reparaissent ensuite, plus tôt ou plus tard, *même dans le tombeau.*

» Cela posé, nous croyons pouvoir dire que la perception d'une si affreuse existence en ces deux cas peut durer plus longtemps et pendant plusieurs jours, si l'on a été mis dans un caveau où le corps reste libre ; que cette durée est bien moindre, au contraire, s'il est enterré dans un cercueil ; et qu'elle est très courte enfin, lorsque le corps n'est pas défendu par le coffre. Aussi, a-t-on des exemples frappants de grandes forces qu'ont montrées quelques-uns des ressuscités, quand, par différents hasards, les caveaux leur ont été ouverts assez à temps. On en a vu revenir chez eux, le plus souvent de nuit, demi-nus, par des saisons froides, et à pied, comme on le conçoit, frapper à leur porte, priant à haute voix qu'on les reçut, qu'ils n'étaient pas morts.

» Pour ceux qui ont résisté d'eux-mêmes à ces moyens combinés de destruction, ce sont de vrais prodiges de la nature. Quelle énergie il leur faut pour secouer, rompre un cercueil plus ou moins armé de fer, pour se débarrasser de la terre qui le couvre, quand la masse n'en est pas assez considérable pour écraser entièrement le corps ? Combien, plus souvent, hélas, ces malheureuses victimes ne sont parvenues, après de laborieux et inutiles efforts, qu'à nous fournir les effroyables preuves de ce fait lamentable, que des hommes ont vécu dans le tombeau ; qu'ils n'ont gardé ou repris connaissance que pour souffrir davantage, et n'ont conservé la vie que pour la détester et la perdre enfin dans les plus horribles tourments ? N'ont-ils pas dû porter envie à ces misérables qui, pris comme eux pour de véritables morts, sont du moins secourus alors par leur pauvreté même, qui les a privés d'un cercueil ?

» C'est donc une invention aussi cruelle qu'insensée que celle des cercueils fermés et cloués. Ils ont leur utilité en quelques cas ; mais leur usage presque universel a produit les plus grands maux. Telle est la nature de l'homme, il s'émeut, il s'attendrit à la vue du malheur de son semblable, mais un corps caché dans un cercueil, recouvert d'un drap mortuaire, n'excite plus en nous qu'une pitié inactive et de réflexion ; soustrait à nos regards, il semble déjà être proscrit selon nos usages ; on cesse de s'y intéresser.

» Le cercueil ne semble donc destiné qu'à procurer ou hâter la mort. Quelle gêne ! quelle compression ! Un corps plein de vie pourrait-il y résister longtemps ? Pour un individu qui a échappé à ces horribles épreuves n'en faut-il pas compter des milliers d'autres qui ont dû y succomber ?

» Ainsi, le cercueil précipite souvent la mort avant l'enterrement ; mais s'il ne le fait pas alors, la fatale machine nous réserve à des tourments nouveaux et bien plus terribles, car c'est au sein de la terre qu'elle aura lieu.

» Que ce fait s'explique d'une façon ou d'une autre, que nous importe ? il n'est pas moins prouvé par l'expérience, qu'une respiration très petite, insensible et pourtant suffisante ; que des mouvements volontaires et spontanés ; qu'en un mot, une vie accompagnée de sensations ont continué ou repris alors et ont duré plus ou moins longtemps.

» Ainsi, quand il prolonge la vie, le cercueil ne sert presque jamais qu'à prolonger la torture et la rage de celui qui survit à son enterrement. Dure condition ! fatalité commune à tous en divers cas de maladies et d'accidents !

» Avec vos cercueils fermés, à la place d'un corps, on peut porter tout autre chose en terre ; et si c'est un mort, ce peut n'être pas celui dont on annonce l'enterrement. »

XII.

Le théâtre et le roman se sont emparés de ce sujet si émouvant, mais l'imagination des dramaturges et des écrivains n'a certainement pas osé aller jusqu'aux versions plus ou moins authentiques reproduites dans des ouvrages qui empruntent un caractère sérieux de sincérité à la position de ceux qui les ont signés.

M le docteur Bouchut, auteur du *Traité des signes de la mort et des moyens de prévenir les enterrements précipités*, cite quatre-vingts cas, dont quelques-uns si absolument en dehors de ce qui nous semble admissible, que l'esprit reste confondu en les lisant. Nous nous abstiendrons de puiser trop largement à ces exemples, et nous renvoyons à ce traité ceux qui recherchent les émotions violentes. Ils y trouveront les incroyables cas que voici : Mort apparente, après une submersion de neuf heures. — Mort apparente après une submersion de seize heures. — Mort apparente après une submersion de trois jours. — Mort apparente après une submersion de huit jours. — Mort apparente après une submersion de quinze jours. — Mort apparente après une submersion de SEPT SEMAINES. — Submersion; promenade de 1,500 pas environ, pendant deux heures, sur le sol, au fond des eaux. — Survivance à une pendaison de vingt-quatre heures.

Bien qu'elles soient rapportées par Bruhier, par Winslow et par des savants d'une incontestable notoriété, nous reléguerons ces histoires dans le domaine de la fantaisie, mais nous demanderons du moins l'attention sur des faits beaucoup plus récents et dont l'authenticité ne saurait être mise en doute.

M. Bénard, chirurgien de Paris, assure qu'étant jeune, il a vu dans la paroisse de Réal, en présence de son père et de plusieurs personnes, tirer du tombeau un religieux de l'ordre de Saint-François qui était enterré depuis trois ou quatre jours. Il était encore vivant, mais il mourut un instant après son exhumation qui fut faite sur l'avis d'un de ses amis qui manda qu'il était sujet à des attaques de catalepsie.

Durande, dans son *Mémoire sur l'ensevelissement des morts*, cite l'exemple suivant : « Un homme peut tomber en syncope ; il peut y rester trois et même huit jours, on a vu dans ce cas des gens recouvrer la vie après avoir été déposés parmi les morts. Tandis que j'étais en Allemagne, l'infirmier garçon de pharmacie de l'hôpital militaire de Cassel, parut avoir rendu le dernier soupir. On le porta dans la salle des morts, où on l'enveloppa d'une simple serpillière. Quelque temps après, revenu de sa léthargie, il reconnut l'endroit où on l'avait déposé. Il se traina jusqu'à la porte, qu'il frappa de ses pieds. Ce bruit fut heureusement entendu de la sentinelle, qui s'étant bientôt aperçu du mouvement de la serpillière, appela du secours. On porta le moribond dans un lit bien chaud, et j'ai vu cet homme continuer jusqu'à la paix, le service des hôpitaux. S'il eût été serré par des bandes ou des ligatures étroites, il n'eût pu se faire entendre ; ses efforts inutiles l'eussent fait tomber dans une nouvelle syncope ; on l'eût enterré vivant.

Le cas qui suit est tiré de l'ouvrage de Richard : *De la Léthargie*. M. Deutre, négociant, étant au couvent des Jacobins, à Perpignan, fut atteint d'une fièvre adynamique à laquelle on crut qu'il avait succombé. Dix-huit heures après, on se disposait à l'ensevelir, lorsqu'un de ses amis aperçut un léger mouvement des yeux. Il vivait encore trente-deux ans après.

Le 15 octobre 1842, dit M. Lenormand dans son livre *Des Inhumations Précipitées*, un cultivateur des environs de Neufchâtel (Seine-Inférieure), monta dans un fenil au-dessus de la grange, pour se coucher, comme à l'ordinaire, au milieu du foin. Le lendemain matin, l'heure habituelle où il se levait étant passée, sa femme voulut connaître le motif de son retard ; elle alla le joindre et le trouva mort. Ses cris attirèrent le voisinage, on s'empressa, on voulut tenter quelques secours, mais en vain. Enfin, la mort ayant été constatée, on ensevelit le corps et on le laissa dans l'endroit même où l'événement avait eu lieu. Plus de vingt-quatre heures après, le moment de l'enterrement étant arrivé, les porteurs chargés des sépultures, le déposèrent dans une bière qui fut fermée et se mirent à descendre lentement, en portant le cercueil, une sorte d'échelle. Tout-à-coup, un des échelons vint à casser, et l'on vit rouler ensemble et les porteurs et le cercueil, qui s'ouvrit dans la chute. Cet accident qui aurait pu être fatal à un vivant, devint au contraire favorable au mort, qui, réveillé de sa léthargie par la commotion, revint à la vie et s'empressa de se débarrasser de son linceul, aidé par ceux des assistants que sa résurrection imprévue n'avait pas mis en fuite. — Une heure après, il reconnaissait tous ses amis, ne se plaignit que d'un peu d'embarras dans la tête, et le lendemain, il se sentait en état de reprendre ses travaux.

Dans le courant de la même année 1842, un habitant d'une des communes du département de la Charente-Inférieure, succomba après une maladie de peu de durée. C'était un simple garde-champêtre, sans famille, sans aisance, sur lequel aucune larme n'avait été versée. A peine refroidi, son corps est extrait de son lit et déposé sur une paillasse recouverte d'un mauvais drap. Une vieille femme salariée est chargée de garder ce pauvre lit mortuaire pour se conformer à l'usage de la veillée des morts. Aux pieds du corps, se trouvait une branche de buis plongée dans un vase rempli d'eau bénite, et un cierge de cire jaune, destiné à éclairer cette scène lugubre. Vers le milieu de la nuit, la vieille gardienne, cédant à un insurmontable besoin de sommeil, s'endormit profondément. Deux heures après, elle s'éveillait au milieu des flammes d'un incendie qui avait gagné ses vêtements. Elle s'élança dehors, appelant des secours de toutes ses forces, et les voisins, accourus à ses cris, virent bientôt sortir de la masure enflammée un spectre nu, se traînant à peine sur ses jambes couvertes de brûlures. Pendant le repos de cette vieille femme, une flammèche était probablement tombée sur sa paillasse, et l'incendie développé, avait à la fois rappelé la gardienne de son sommeil et le garde-champêtre de sa mort apparente. Celui-ci secouru à temps, guérit de ses blessures et fut rendu à la santé.

Personne ne lira sans frémir le récit suivant d'une revue scientifique publiée à Londres, et où se trouvent les détails recueillis de la bouche même d'un jeune Anglais, sur une attaque de catalepsie qu'il éprouva, et pendant laquelle il fut enterré, exhumé et presque disséqué.

charge fut plus énergique encore : je sentis tous mes nerfs vibrer comme les cordes d'une harpe, et mon corps se dressa sur son séant, les muscles contractés, les yeux ouverts et fixes. J'aperçus, en face de moi, mes deux amis, dont les traits exprimaient la douleur et l'émotion, et ils demandèrent avec instance que l'on mît fin à ces hideuses expériences. On m'étendit sur une table de marbre, le professeur s'approcha de moi, le couteau à la main, et me pratiqua une légère incision sur les téguments de la poitrine. Au même instant, une révolution épouvantable s'opéra dans tout mon corps ; je poussai un cri terrible, en même temps que les assistants laissaient échapper des exclamations d'horreur. Les liens de la mort étaient brisés : j'étais enfin rendu à la vie ! »

XIII.

En rapprochant comme nous venons de le faire, les citations et les exemples, nous avons voulu démontrer avec l'autorité des hommes de science, l'inexorable vérité des propositions suivantes :

1° Qu'il n'existe, et qu'il n'existera jamais un seul signe absolu de la mort réelle, autre que la putréfaction ;

2° Que la mort apparente est beaucoup plus fréquente qu'on ne veut le supposer ;

3° Qu'aucune tentative sérieuse n'a été faite jusqu'à ce moment, pour écarter sûrement l'horrible éventualité de la tombe anticipée.

Jetons maintenant un coup-d'œil rapide sur les mesures fort insuffisantes, adoptées en France et à l'étranger pour prévenir les inhumations précipitées. S'il est vrai que l'Allemagne a créé, la première, les chambres mortuaires dont nous avons dit un mot au commencement de cet opuscule, l'idée cependant appartient à la France, puisqu'un arrêté de la Seine, datée du 21 ventôse, an IX, porte ce qui suit :

« Art. 4. Il sera érigé dans Paris six temples funéraires pour servir de dépôts avant le transport aux enclos de sépulture. Chacun de ces temples sera affecté à deux arrondissements. L'article 16 de ce décret dit : « qu'à chaque dépositoire il sera attaché un gardien et un homme de service. »

Les dispositions du décret de l'an IX, ont-elles jamais fonctionné? Nous ne le croyons pas, et dans tous les cas, l'art. 18 ainsi conçu : « Les corps transportés au dépositoire, y seront conservés pendant le reste du jour et transférés ensuite au cimetière, » suffirait à démontrer leur complète inutilité. Il n'y avait donc là qu'une intention louable, mais manifestement inefficace.

C'est un praticien allemand très distingué, Hufeland, qui s'emparant habilement des révélations contenues dans les écrits des médecins français, s'appropriant leurs généreuses idées, et mettant à profit les dispositions qu'elles avaient jeté en germe dans les esprits, eut le mérite de faire adopter le principe des chambres mortuaires à Weimar, son pays natal. Munich et Francfort-sur-le-Mein, suivirent bientôt le mouvement, malgré de vives résistances de la population de cette dernière cité, qui se refusait au déplacement des cimetières.

Nous renvoyons à l'ouvrage de M. le docteur Josat — *De la Mort et de ses caractères*, pour trouver de très complets renseignements sur le (*Leichenhaus*), maison des cadavres, de Francfort-sur-le-Mein, la mieux organisée de toute l'Allemagne. La description très minutieuse de cet établissement et de tous les appareils employés pour indiquer un retour à la vie des sujets qui y sont déposés est faite par M. le docteur Josat, et elle prouve que le service du *Leichenhaus* de Francfort, est dans de favorables conditions. Cependant, il ressort de l'examen attentif que nous avons apporté à cette description, que la nature est à peu près abandonnée dans les cellules mortuaires de l'Allemagne, à ses forces agonisantes, que ce sont seulement des soins rigoureux de surveillance qui y sont accordés aux sujets apportés, mais qu'aucun procédé scientifique n'y est mis en usage pour relever ces forces, pour tenter de ranimer la lueur vacillante et fugace d'une existence non encore entièrement éteinte.

M. Josat, après avoir loué avec une grande impartialité tout ce qu'il y a de bien dans cet établissement dit :

« Je ne puis néanmoins laisser passer sans critique bien des abus, des imperfections ou des inconvénients assez importants ; j'ai, ce me semble, racheté d'avance par mon approbation en général, les réflexions critiques que je me permettrai sur les détails. »

Ces réflexions critiques, très consciencieuses, portent sur de nombreux points et particulièrement sur celui que nous venons nous-même d'expliquer, ainsi que sur la distance trop grande du point d'application de l'appareil au timbre d'alarme qui doit avertir le directeur dans le cas d'un retour à la vie.

Ici encore, nous laissons parler le savant docteur :

« Faut-il maintenant que nous exprimions notre pensée tout entière à l'égard de l'appareil et de ses usages ? Il est imparfait, nous l'avons fait voir, et de plus ne le fût-il pas, dans son espèce il n'atteindrait encore le but proposé, que dans les cas de syncope, de léthargie profonde, où la mort apparente surprenant l'homme en état de santé, peut l'abandonner de même. Alors la force vitale trouverait toujours assez d'énergie pour agir sur l'appareil et en tirer bon parti.

» Mais les cas où il serait très-probablement inutile sont ceux, bien autrement nombreux, dans lesquels le sujet exposé, après avoir lutté dans une longue agonie contre la mort qui l'oppresse, tombe, avant de lui céder pour toujours, dans un état d'anéantissement syncopal, ou même hystérique, assez long pour simuler la mort, quelquefois, tellement profond, qu'il peut résister à tous les stimulants connus. C'est dans ces cas où le rayon de vie qui persiste est en quelque sorte à l'état latent, que le mourant, quand il vient à le signaler, ne le fait probablement pas par des mouvements des doigts ou des mains, mais tout au plus par un léger nuage au front, un léger écartement des paupières. Quelques imperceptibles mouvements thoraciques, quelques battements du cœur qui ne retentissent même pas jusqu'à l'artère radiale. Que feront ici, je vous le demande, vos dés, vos ficelles, votre timbre, tout votre appareil enfin?

» Je sais bien qu'il n'en reste pas moins prouvé que l'institution prévient les inhumations avant la mort consommée, et c'est déjà avoir atteint un résultat immense, le seul probablement qu'on puisse se proposer avec la certitude de l'atteindre ; mais si, à ce résultat, on pouvait joindre le précieux avantage d'être prévenu du plus léger signe de vie que peut donner un exposé, ce serait avoir obtenu, ce me semble, la perfection sur ce sujet. Cette partie est à faire tout entière. »

Sans nous étendre plus longuement sur ce point ; il nous suffira de dire que tous les autres établissements de l'Allemagne sont bien inférieurs à celui dont nous venons de parler, et qui représente la perfection, mais la perfection relative.

Peut-on faire mieux? Oui sans doute et c'est ce que nous allons essayer de démontrer en développant le projet de M. Caccia.

XIV.

L'auteur du projet de l'Etablissement d'une *Quarantaine des Morts*, n'a pas songé à s'attribuer l'initiative d'une idée à laquelle bien des hommes éminents ont songé avant lui. Ses aspirations sont plus modestes. Elles consistent à donner corps à de généreuses pensées, en les présentant sous la forme d'un plan à la réalisation duquel chacun peut concourir et qui nous intéresse tous, car nul ne sait si l'effroyable hasard de l'inhumation précipitée ne lui est pas réservé.

Puisque la France s'est laissée devancer dans la création des chambres mortuaires, puisque, contrairement à ses coutumes et à ses traditions, elle est restée au dernier rang dans la voie des mesures de précaution et de sécurité à assurer aux mourants et aux familles contre de navrantes erreurs, elle se doit à elle-même, elle doit à l'humanité une éclatante réparation, en y entrant avec cette prépondérance et cette supériorité que lui impose son titre de *Reine des Nations*.

C'est sous cette inspiration que se produit l'institution de la *Quarantaine des Morts*, qui doit réaliser partout où elle s'établira, les magnifiques conquêtes des sciences, leurs radieux perfectionnements, mis au service de la plus philantropique des causes, car, garantir l'homme de la plus grave des éventualités, c'est encore pratiquer la philantropie dans ses tutélaires rayonnements.

Nous avons épuisé, avec l'autorité de savants écrivains, la nomenclature des doutes poignants sur l'incertitude de la mort, demanderons-nous aux familles de s'imposer en vertu d'un rigoureux devoir, l'obligation morale d'attendre le signe certain de la fin de l'existence des leurs, la décomposition, avant de les livrer à la tombe? Ce ne serait peut-être pas trop exiger de leur pieux dévouement, mais des raisons dominantes d'hygiène et des impossibilités insurmontables s'y opposent.

La création des établissements de *Quarantaine des Morts* doit, au contraire, rendre possible, légitime, indispensable même, cette suprême précaution.

L'auteur, en proposant cette création partout où un groupe suffisant de population la rend praticable et dans des proportions relatives au chiffre de cette population, en fait, dans sa pensée, un lieu plein de majesté, dont l'image de la mort doit être écarté autant que possible, par la beauté du site, par la richesse de la végétation, par la grandeur du style architectural.

Il n'y a dans cette vue, aucune puérilité, aucun caprice fantasque. Le recueillement pour être vrai, n'a pas besoin des horreurs sépulcrales, et l'asile ou s'écouleront pour ceux qui y seront déposés, les heures d'attente du signe infaillible de la mort, a tout à gagner au point de vue hygiénique, à ces conditions de luxuriante végétation, d'eau abondante s'élevant en jets au milieu d'épais massifs de corbeilles fleuries.

Ajoutons que le service du transport des morts se ferait par une galerie souterraine ce qui éviterait aux visiteurs, ce spectacle toujours attristant.

Le dessin joint à cet opuscule, donne l'idée d'un établissement de *Quarantaine des Morts*.

Nous allons reproduire le texte de la légende qui accompagne les épreuves en grand format de ce dessin, dont l'auteur est M. Bénard, 1er prix de Rome (section d'architecture), en 1867.

Le but de cet édifice, succintement résumé dans le titre : *Quarantaine des Morts*, peut se définir en quelques lignes. Il consiste par la création d'un établissement d'une pieuse et morale spécialité, à préserver les personnes qui nous sont chères, des horreurs de la tombe anticipée, et à assurer aux mourants, frappés de la crainte de cette redoutable éventualité, des conditions de sécurité et des soins vigilants suivant l'homme, jusqu'à la décomposition, seul symptôme infaillible de la mort.

Cet édifice serait construit sur un terrain élevé, à une distance suffisante de Paris ou de toute autre grande ville de la France ou de l'Etranger. Ses proportions seraient relatives au nombre de corps qui pourraient y être amenés, en prenant pour base le plus long séjour qu'ils y pourraient faire. La forme circulaire, adoptée pour la partie réservée aux chambres mortuaires, permet d'ailleurs d'augmenter presque indéfiniment ces proportions, par l'addition successive d'hémycicles. L'idée de la mort ne serait rappelée pour les visiteurs, que par l'Eglise du culte catholique et les chapelles des divers cultes, dépendant de cet édifice. — La nature même de cet établissement, devant laisser une vague et suprême espérance aux familles qui y feraient conduire un des leurs, le choix et la beauté du site, l'ornementation des accès et de l'intérieur, ne sauraient avoir rien qui puisse froisser les convenances. — Les chambres mortuaires disposées de façon à éloigner également, pour celui qui reviendrait à la vie, l'effroi du linceul et des préparatifs qui suivent la déclaration de décès, offriraient des conditions de température, d'aération, de ventilation, particulièrement favorables à ces cas, en même temps qu'une vigilance de tous les instants permettrait de saisir chez les sujets qui y reposeraient, les plus faibles symptômes d'une existence non encore éteinte.

Dans la partie de l'édifice que nous désignons sous le nom d'*Institut* et qui figure au premier plan, seraient réunis tous les appareils connus ou que l'expérience indiquera, pour l'application des moyens électriques, galvaniques et mécaniques, et l'emploi des ressources qu'offrent la physique et la chimie, en vue de ramener la sensibilité et la chaleur, chez les personnes dont les corps résisteraient, après un temps normal, aux signes de la décomposition. Ces moyens seraient mis en action par des praticiens exercés, et l'*Institut* de la *Quarantaine des Morts*, où les hommes les plus compétents seraient appelés, deviendrait une savante école dans laquelle s'étudieraient les indices certains et encore inconnus de la mort.

De vastes jardins, des massifs d'arbustes, de grands arbres, des pelouses, des jets d'eau interrompant la rigidité des lignes architecturales, éloigneraient pour les visiteurs, le but des chambres mortuaires, en même temps qu'ils contribueraient à l'assainissement de l'air, dont la purification serait également obtenue par la combustion de matières aromatiques.

XV.

L'auteur ne saurait longuement insister sur les détails architecturaux de l'édifice, car après avoir décrit les conditions générales comme il les comprend, et avoir fait représenter dans le dessin, la forme qui lui paraît le mieux appropriée à la création qu'il propose, de manière à en faciliter l'exécution, il doit tenir compte que des modifications peuvent y être apportées, suivant la conformation du sol, et le choix du site, mais il lui importe d'entrer dans des renseignements assez précis sur quelques parties du monument et spécialement sur l'*Institut* qui figure en arrière-corps sur le jardin, au milieu de la colonnade.

Ce qui fait défaut aux chambres mortuaires de l'Allemagne, et ce qui doit constituer dans les *Quarantaines des Morts* à créer en France, un très important perfectionnement, c'est la concentration entre des mains exercées, de tous les moyens, de tous les procédés, de tous les engins chimiques, physiques et mécaniques pouvant aider à ranimer la vie ou à en constater plus sûrement la fin.

La répugnance qui s'attache à l'idée de la table d'amphithéâtre sur laquelle les élèves viennent étudier l'anatomie, est très légitime, mais il n'en saurait être de même, de certaines expériences, non pas décisives au point de vue de la certitude de la mort, mais pouvant en quelques cas, aider la nature dans ses efforts de résistance, dans les morts apparentes. Il nous suffirait peut-être de rappeler l'exemple que nous avons cité plus haut, dans lequel le docteur F... a cherché inutilement un symptôme de vie, pendant quatre heures, sans le trouver et ne l'a obtenu que par une dernière tentative, pour démontrer combien il y aurait de raisons de pratiquer sur les personnes réputées mortes, certains essais de cette nature ; nous voulons cependant encore une fois donner la parole aux hommes de science pour établir l'utilité, en quelques circonstances, de recourir à l'emploi de moyens tout-à-fait inusités dans l'état actuel des choses.

« Les annales de la science, dit M. Deschamps, contiennent de nombreux faits de mort apparente, dans lesquels la vie interrogée même violemment, est restée obscure, cachée, inappréciable aux épreuves les plus décisives. Combien d'individus réputés morts, après l'examen le plus attentif, après les épreuves les plus douloureuses, ont repris successivement l'usage de leurs sens, sous la seule influence du principe vital rétabli de lui-même peu à peu dans son action ! *La fraîcheur du tombeau fut quelquefois le stimulant qui remit en jeu, mais trop tard, les forces de la vie* »

Un semblable aveu justifie dans son terrible laconisme tout ce que contient en germe la philantropique pensée de l'auteur de la *Quarantaine des Morts*. Lecteurs qui me prêtez votre attention, arrêtez un instant votre esprit sur ce sujet. Un changement de température a pu ranimer des gens qu'on croyait morts, et cette pratique si simple, n'est presque jamais mise en usage !

XVII.

Nous revenons ici, avec intention, sur des réflexions précédemment émises. — Lorsque le médecin a déclaré et non constaté la mort, car entre la déclaration qui n'est qu'une affaire de signature et la constatation, il y a toute la distance qui sépare la présomption de la certitude, l'on procède généralement dans les familles à un rapide ensevelissement, sans autre souci d'une erreur. L'homme rayé de la liste des vivants par un paraphe, va rester jusqu'au moment du délai légal qui autorise l'inhumation, dans des conditions le plus souvent funestes à un retour à la vie. Rien ne sera tenté pour ranimer l'agonisante étincelle qui peut encore vaciller en lui. — Tout, au contraire, semble contribuer à en précipiter l'extinction.

Ainsi, c'est un lourd crucifix qui pèsera sur sa poitrine, ou bien la fumée du luminaire brûlant dans la chambre mortuaire en viciera l'air, alors que le sujet aurait besoin, si un symptôme d'existence inappréciable au diagnostic, lui reste encore, de trouver un milieu atmosphérique très favorable et d'avoir une absolue liberté d'aspiration.

Chose douloureuse à remarquer, les cas de rappel à la vie, après la déclaration de la mort sont, pour le plus grand nombre, dûs au hasard ou à l'active résistance de l'organisme. La science et l'étude n'ont presque rien a revendiquer dans ces résurrections. Se doute-t-on même de ce que l'on pourrait attendre d'un service *de médecins des morts*, réalisant cette qualification dans son acception vraie, d'hommes se consacrant à la spécialité de rechercher et d'appliquer, après le décès apparent, les moyens trop peu connus parce qu'ils sont insuffisamment étudiés, de rechercher la vie jusque dans ses plus vagues manifestations et de l'aider dans ses efforts de résistance contre la destruction. — Nous ne le pensons pas. — En dehors de tout pessimisme de convention, nous ne voyons qu'indifférence ou pusillanimité. — Croyance passive dans un certificat de décès. — Eloignement instinctif de la chambre mortuaire. — Déni d'assistance dans les cas de suprême et invisible appel, contre un arrêt erroné.

Ces conditions faites aux morts sont iniques et elles troublent la conscience de ceux qui ont, comme nous, pris la peine de compulser des milliers d'observations et d'en faire sortir cette cruelle vérité : que nous livrons lâchement les nôtres au tombeau, sans certitude absolue de leur fin et sans leur assurer un Tribunal d'appel, ni un défenseur d'office. A cet égard, loin de progresser, les générations actuelles ont marché en arrière, car si le temps a fait justice de vieilles coutumes comme celle du Bernement qui consistait à placer le corps inanimé sur une couverture dont les coins étaient tenus par quatre personnes robustes agitant le défunt dans tous les sens (1); il n'en reste pas moins prouvé que nos ancêtres prenaient un tout autre soin que nous de préserver les leurs des inhumations précipitées.

Cependant la science a avancé et si elle ne nous a pas donné la possibilité de reconnaître la mort avec certitude, du moins nous a-t-elle apporté des procédés nouveaux, dont l'usage peut aider à ranimer l'existence dans des cas particuliers.

L'électricité habilement appliquée, dit M. Deschamps, a plusieurs fois rappelé à la vie des personnes en état de mort apparente. — Nicolas de Nancy fit revivre un chien asphixié par le charbon et paraissant frappé de mort, en le posant simplement sur le carreau électrique. Un jeune médecin de Paris, M. le docteur Bonnejoy, a cru trouver dans l'électricité d'induction à l'état de courant le moyen pour constater le décès réel. Bien que les faits n'aient pas justifié ses espérances, sa méthode

(1) Cette danse ou bernement, suivant Bruhier, a souvent sauvé la vie à de prétendus morts qui n'étaient qu'en léthargie.

fournit cependant un moyen simple et facile de rappeler à la vie les asphixiés qui ne sont pas encore entièrement morts, mais seulement en léthargie. Bien d'autres procédés appartenant à un ordre différent d'épreuves ont également donné des résultats, ainsi Velschius put rappeler à la vie une femme supposée morte d'apoplexie, en lui enfonçant une aiguille sous le gros orteil.

Quel usage fait-on de ces indications qui abondent dans les ouvrages spéciaux ? Aucun. — Et les malheureux qu'ils pourraient arracher aux conséquences de funestes méprises, se déchirent dans leur tombeau, comme l'infortunée comtesse Bennicelli, morte à Rome, il y a deux ans à peine et enterrée vivante (1).

L'annexion de l'Institut, à l'Etablissement de la *Quaraantaine des Morts*, doit combler l'impitoyable lacune laissée entre ce que l'on nomme trop souvent à tort, le dernier soupir, et la fosse funèbre. Sous la vigilance d'hommes habitués à ce service, les corps amenés dans les cellules et placés dans des conditions particulièrement favorables de température et d'aération, atten-

---

(1) « Dans les premiers jours du mois d'octobre 1866, est morte à Rome, Mme Amélia Barbieri, femme du comte Bennicelli. Après des funérailles solennelles, le corps fut déposé au Campo Santo, pour être transféré à l'église des Pères de la Madelena, lorsque le tombeau qui avait été commandé serait prêt.

» Le tombeau ayant été terminé, l'on a découvert le cadavre. Les traces qu'il portait ont malheureusement fait connaître que cette infortunée avait été clouée dans le cercueil encore vivante. Les mains avaient été mordues de désespoir, le visage était lacéré, les cheveux en désordre et arrachés. Le couvercle de la bière avait été forcé, et les nerfs étaient contractés par la violence des efforts.

» Cette malheureuse femme, dont la santé était chancelante, avait été surprise par un mal subit ; comme elle ne donnait aucun signe de vie, on la crut morte, et on s'était hâté de l'emporter dans sa tombe. »

dront le signe réel de la mort, mais au moins, si le plus léger doute peut exister, si les symptômes successifs et significatifs de la décomposition se font attendre, alors les ressources de la science seront immédiatement mises en usage pour retenir un souffle imperceptible, pour conjurer toute erreur, en aidant la nature dans ses héroïques efforts.

Sur ce point, les idées de l'auteur du projet sont très-arrêtées.

Les Etablissements de Quarantaine comportent un système complet de moyens et d'instruments propres à tirer de la léthargie et de la mort apparente, les corps qui y séjourneront. L'électricité, si sensible aux plus légers mouvements, se substituerait, bien entendu, comme mode d'avertissement, à la corde attachée aux poignets, en usage dans les maisons mortuaires d'Allemagne. M. Caccia y introduirait des lits pondérateurs à pivot, de son invention, indiquant très-exactement la déperdition du poids du corps et toute modification se produisant à cet égard. En un mot, car nous n'avons pas la prétention d'indiquer ici les méthodes que l'étude et l'expérience mettront en relief dans ces lieux spéciaux, les Quarantaines deviendront en quelque sorte des *Ecoles de résurrection*, dont les Instituts seraient les Académies.

Ne craignons pas d'écrire ce titre *Ecoles de résurrection*. Malgré sa singularité, il ne fera sourire que ceux qui par scepticisme ou par indifférence ne veulent pas arrêter leur esprit sur la plus cruelle des éventualités.

Ce n'est point dans cet opuscule que nous étudierons à fond l'économie du projet et que nous exposerons avec développement les moyens d'exécution. Nous avons semé l'idée, il reste à la faire germer. Disons cependant, qu'à notre avis, les Etablissements de Quarantaine ne doivent pas constituer des Institutions onéreuses aux villes, comme les hospices, parce qu'ils trouveraient des produits importants dans le prix perçu pour le séjour des corps. Lorsque nous voyons tous les jours les familles rechercher la coûteuse magnificence des funérailles pour leurs membres décédés, peut-on admettre qu'elles reculeront devant un sacrifice relativement modique qui aurait sa source dans la plus morale des considérations.

Ajoutons qu'il en serait certainement pour ces institutions, comme pour les chaires des facultés, dont les praticiens les plus éminents ont à honneur d'être titulaires, beaucoup moins pour ce que produisent ces positions, au point de vue de la rétribution, que pour la considération dont ils les entourent et pour le relief qu'ils leur prêtent.

Le patronage de l'Etat et des villes suffirait donc à ces établissements, qui trouveraient sans doute de précieuses ressources dans des dotations particulières, mais, en fut-il autrement, que les plus graves raisons viendraient encore en solliciter la création, et que ce serait un noble emploi des deniers publics, qu'un subside accordé aux *Quarantaines des Morts*.

XVIII.

Si nous avons, jusqu'à ce moment, parlé seulement à l'esprit de ceux qui nous lisent, en nous appuyant par d'incontestables autorités, et en évoquant de trop significatifs exemples, est-ce à dire que les considérations morales nous manquent pour parler à leur cœur? Ces hautes et puissantes raisons se pressent sous notre plume.

Les institutions humaines se multiplient. — Elles prennent l'homme à sa naissance pour le suivre jusqu'à sa mort. Depuis le tour, où le pauvre enfant abandonné est déposé, jusqu'à l'asile de la vieillesse, il n'y a pas une lacune. La crèche, la salle d'asile, la maison de santé des convalescents, des ouvriers blessés, les maisons d'aliénés, les institutions de sourds-muets, d'aveugles, les établissements des Petites-Sœurs, les stations balnéaires gratuites et bien d'autres dont l'énumération nous entraînerait trop loin, forment une chaîne non-interrompue de secourables et tutélaires créations. — Une seule place reste vide dans cette liste; celle qui doit remplir la *Quarantaine des Morts.*

Qui de nous, pourtant, n'a entendu formuler ce désir par une voix amie : « Surtout qu'on ne m'enterre pas vivant, » et quelle sécurité pouvez-vous apporter à celui qui manifeste cette crainte si légitime. Vous vous regarderez engagé de conscience à remplir les dernières volontés, parfois puériles d'un mourant, et vous resterez impuissant ou indifférent devant celle, non moins respectable, qui aura été exprimée maintes fois devant vous par le parent ou l'ami jouissant de la plénitude de ses facultés.

Nous concédons volontiers que l'approche de la mort revêt d'un caractère sacré le désir de l'agonisant, mais, pourquoi ce désir perdrait-il de son autorité, parce qu'il a été exprimé dans l'état de santé, et qui vous assure d'ailleurs, que ce moribond qui ne peut plus exprimer sa pensée, n'est pas poursuivi, à ses derniers instants, par l'idée pleine d'effroyables angoisses qu'il peut se réveiller bientôt dans les horreurs de la tombe anticipée.

C'est précisément en invoquant ce caractère sacré des

volontés du mourant, que nous appelons, de toutes nos forces, la réalisation du projet de la *Quarantaine des Morts* qui, en rendant impossibles d'effroyables méprises, affranchirait les familles de la plus grave des responsabilités.

Le Gouvernement Impérial qui a vu se produire les plus fécondes créations, résoudre les problèmes commerciaux et économiques de l'ordre le plus élevé et une foule d'aspirations généreuses passer de la théorie dans le domaine de la pratique, ne saurait refuser sa sanction à cette importante amélioration, et ce sera un grand honneur pour la ville qui, en en prenant la généreuse initiative, aura donné le mouvement à une réforme qu'appellent tous les esprits sérieux.

CONCLUSION.

En écrivant ces dernières lignes, nous ignorons comment sera accueilli ce projet et s'il ne sera pas envisagé comme une utopie ; mais, dût-il en être ainsi, que nous n'aurions aucun regret à l'avoir consciencieusement développé, en nous disant, avec un profond penseur, que les utopies sont le plus souvent des vérités cueillies avant le temps, et, qu'à défaut du présent, l'avenir appartient à la *Quarantaine des Morts*.

L. ROQUENCOURT.

Havre. — Imprimerie Roquencourt, Grand'Rue, 10.

L. Roquencourt

www.ingramcontent.com/pod-product-compliance
Ingram Content Group UK Ltd.
Pitfield, Milton Keynes, MK11 3LW, UK
UKHW021507260726
13993UKWH00004B/1589

9 782329 214382